நாவல் பழம்

வி.எஸ்.ரோமா

ISBN 978-1-63957-136-9

பொருளடக்கம்

1. அத்தியாயம் 1   1

நான்   11

1

❧

சாலை ஓரங்களிலும், குளக்கரை, ஆற்றங்கரைகளில் நாவல் மரங்-
கள் தன்னிச்சையாக வளர்ந்திருப்பதுண்டு ஆங்கிலத்தில் நாவல் மரத்-
தினை ((Eugenia Jambos) ஜம்பலம், பிளாக் பிளம் என்று பெயர்கள்
உண்டு. ஜம்பு நாவல் என்றொரு ரகமும் உண்டு. இதன் பழங்கள்
இனிப்பு கலந்த துவர்ப்பாக இருக்கும்.

நாவல் மரத்தின் இலைகள் கரும்பச்சையாக பளபளப்புடன் இருக்கும்.
ஜனவரி பிப்ரவரி மாதங்களில் இலைகளை உதிர்த்து நிர்வாணமாக
வெட்கப்பட்டு நிற்க்கும் நாவல் மரம் சந்திரமுகியின் கண்களாக கருமை
நாவல் பழங்களை கொத்துகொத்தாக தாங்கி வனப்புடன் ஜூலை,
ஆகஸ்டு, செப்டம்பர் மாதங்களில் கவர்ச்சிகரமாக காட்சியளிக்கிறது..
கிராமங்களில் மரத்தில் ஏறி இதனை உதிர்த்து விற்பனைக்கு எடுத்து
வருவார்கள்.

ஒரு மரத்திலிருந்து ஆண்டொன்றுக்கு 50 முதல் 80 கிலோ பழங்-
கள் கிடைக்கும்.நாவல் பழத்தைத் தின்றால் நாவின் நிறம் கருமையாக
மாறும். நா வறண்டு நீர் வேட்கை மிகும். இப்படி நாவின் தன்மையை
மாற்றுவதால் 'நா+அல்' (நாவல்) என்றனர். துவர்ப்புச் சுவை உள்ள
பழம் நாவல்பழம்.
நாவல் பழம், நாகப்பழம், நவாப்பழம் என்று வெவ்வேறு பெயர்களில்
அழைக்கப்படும், இந்தப் பழம் மருத்துவக் குணங்கள் நிறைந்தது.

தமிழ் இலக்கியங்களிலும், தெய்வ வழிப்பாட்டிலும் இடம் பெற்ற இந்-
தப்பழம், எளிமையும், வலிமையும் சேர்ந்த ஒரு அருமையானப் பழம்
நாவல் பழம்

நாவல் மரத்தின் பழம், இலை, மரப்பட்டை மற்றும் விதை என அனைத்துமே மருத்துவ குணங்கள் கொண்டவை.

நீரிழிவு நோய்

நீரிழிவு நோயால் பலரும் பாதிக்கப்பட்டு அவதியுறுகிறார்கள். இதை கட்டுப்படுத்த நாவல் பழத்தின் விதைகள் சிறந்த மருந்து. இதன் விதை-களை நிழலில் உலர்த்தி தூள் செய்து கொள்ள வேண்டும். ஒரு கிராம் அளவு தூளை, காலை, மாலை வேளைகளில் சாப்பிட்டு வந்தால் போதும். படிப்படியாக நீரிழிவு நோய் கட்டுப்படும்.

ரத்தப்போக்கு:

பெண்களுக்கு மாதவிடாயின் போது ஏற்படும் அதிகப்படியான ரத்தப்-போக்கை கட்டுப்படுத்தும் குணமும் நாவலுக்கு உண்டு. இதற்காக, 10 சென்டி மீட்டர் நீளமும், 5 சென்டி மீட்டர் அகலமும் கொண்ட முற்றிய நாவல் மரத்தின் பட்டைகளை எடுத்துக் கொள்ள வேண்டும். இந்த பட்-டையை நன்கு நசுக்கி, 1/2 லிட்டர் தண்ணீரில் இட்டு கொதிக்க வைக்க வேண்டும். அந்த தண்ணீரை ஒரு டம்ளராக சுண்டக் காய்ச்சி, பின் ஆற வைத்து குடிக்க வேண்டும். தினமும் இரண்டு வேளை வீதம் 10 நாட்கள் இவ்வாறு குடித்து வந்தால் பெண்களுக்கு மாதவிடாயின் போது ஏற்படும் அதிகப்படியான ரத்தப்போக்கை கட்டுப்படுத்தலாம்.

சிறுநீர் எரிச்சல்

சிலருக்கு சிறுநீர் கழிக்கும் போது எரிச்சல் ஏற்படும். இன்னும் சிலர் சிறுநீர்க்கட்டால் அவதிப்படுவார்கள். இப்படிப்பட்டவர்கள், நாவல் பழங்-களை பிழிந்து வடிகட்டிய சாற்றை 3 தேக்கரண்டி அளவு எடுத்துக் கொள்ள வேண்டும். அதனுடன், ஒரு தேக்கரண்டி அளவு சர்க்கரை கலந்து குடிக்க வேண்டும். தினமும் காலை, மாலை ஆகிய இரு வேளைகள் வீதம் 2 நாட்களுக்கு சாப்பிட்டாலே போதும். சிறுநீர் எரிச்-சல் தீர்ந்து விடும். நீர்க்கட்டும் பறந்தே போய்விடும்

.

பேதி:

நாவல் மரத்தின் இலைக் கொழுந்தை நசுக்கி சாறு எடுத்து, ஒரு தேக்-கரண்டி அளவு சாப்பிட வேண்டும். காலை, மாலை என இரு வேளை

3 நாட்களுக்கு தொடர்ந்து இவ்வாறு சாப்பிட்டு வந்தால் பேதியை கட்-டுப்படுத்தலாம்.

தொண்டைப் புண், தொண்டை அழற்சி

10 சென்டிமீட்டர் நீளமும், 5 சென்டிமீட்டர் அகலமும் கொண்ட முற்றிய நாவல் மரத்தின் பட்டையை சேகரித்துக் கொள்ள வேண்டும். இதை 1/2 லிட்டர் தண்ணீரில் இட்டு கொதிக்க வைக்க வெண்டும். கொதிக்கும் நீரை 1/4 லிட்டராக சுண்டக்காய்ச்சிய பின்னர், பொறுத்துக் கொள்ளும் சூட்டில் வாய் கொப்பளித்து வர வேண்டும். தொடர்ந்து ஒரிரு நாட்கள் இவ்வாறு செய்தால் தொண்டைப் புண், தொண்டை அழற்சி குணமாகும்.

பிற பயன்கள்

நாவல் பழத்திற்கு சிறுநீர் பெருக்கம், பசியை தூண்டும் தன்மை உண்டு. மேலும், நாக்கு மற்றும் பல் ஈறுகளை சுத்தம் செய்யும் தன்மை-யும் இதற்கு உண்டு.

தொடர்ந்து நாவல் பழங்கள் சாப்பிட்டு வந்தால் குடல், இரைப்பை இதயத்தின் தசைகள் வலுவாகும்.

நாவல் பழச்சாற்றுக்கும் நீரிழிவு நோயை கட்டுப்படுத்தும் குணம் உண்டு. நாவல் மரத்தின் பட்டைக்கு நரம்பை பலப்படுத்தும் சக்தியும், மூச்சுக்கு-ழல் அழற்சி, காசநோய், குடல் புண்கள் மற்றும் வயிற்றுப்போக்கு ஆகி-யவற்றை குணமாக்கும் சக்தியும் உண்டு.

இரத்தம் சுத்தப்படுத்துதலிலும் நாவல் முக்கிய இடம் பெறுகிறது.

நாவல் பழம் சாப்பிட்டால் **நீரிழிவு** நோய் கட்டுப்பாட்டில் இருக்கும். கல்லீரல் கோளாறுகள், குடற்புண் போன்றவற்றைப் போக்க வல்லது.

இது ஜூன் மாதம் தொடங்கி ஆகஸ்ட் மாதம் வரைக் கிடைக்கும்.

இதைச் சாப்பிடுவது, உடம்பிற்கு மிகவும் நல்லது. ஆனாலும், இன்-னழும் பெரியோர்கள், இதை குழந்தைகள் சாப்பிடும் பழமாகத்தான் கரு-துகிறார்கள். இதன் துவர்ப்பு ருசியும், இதைச் சாப்பிட்டால் நீண்ட நேரம்

நாவில் படிந்துவிடும் நீல நிறமும் காரணங்களாக இருக்கலாம்.

வியாபார நோக்கில், இதை யாரும் பயிரிடாததால், இந்தப் பழங்கள் கிடைப்பது அரிதாகி வருகிறது. அதனால் இதன் விலையும் எக்கச்சக்கமாக இருக்கிறது.

இலையின் குணம்

நாவல் கொழுந்து சாறு, மாவிலைச்சாறு ஆகிய இரண்டையும் கலந்து கடுக்காய் பொடியுடன் சேர்த்து ஆட்டுப்பாலில் கலக்கி குடித்தால், சீதக்கழிச்சல் என்ற வெப்பக்கழிச்சல் குணமடையும். நாவல் கொழுந்து, மாவிலைக் கொழுந்து ஆகிய இரண்டையும் சம அளவில் எடுத்து மை போல் அரைத்து மோரில் அல்லது தயிரில் கலக்கி சாப்பிட வயிற்று போக்கு, இரத்தத்துடன் காணப்படும் பேதி ஆகியவை குணமாகும்.

மரப்பட்டையின் குணம்

நாவல் மரம்பட்டையை சுவைத்தால் குரல் இனிமையாகும் என்று கூறுகிறார்கள். இது ஆஸ்துமா, தாகம், களைப்பு, இரத்த பேதி, இருமல் ஆகியவற்றை குணப்படுத்த நல்லது. நாக்கு, வாய், தொண்டைப்புண்களுக்கு இந்த மரத்தின் பட்டையை கொதிக்க வைத்து வாய் கொப்புளித்தால் குணம் காணலாம். மரப்பட்டையை இடித்து சலித்து எருமைத்தயிரில் கலந்து குடிக்க பெண்களுக்கு ஏற்படும்

அதிக ரத்த போக்கு கட்டுப்படும். (ஏன் பெண்களுக்கு மட்டும் எருமை?)குழந்தைகளுக்கு உண்டாகும் மாந்தம், ரத்தகழிச்சல் ஆகியவற்றுக்கு வெள்ளாட்டுப்பாலுடன் சேர்த்து நன்கு காய்ச்சி சங்கு அளவில் மூன்று முறை தரலாம். எதற்கும் பக்கத்தில் உள்ள பாட்டியை கேட்டுக்கொள்ளுங்கள் இந்த மரப்பட்டையின் கசாயத்தை கொண்டு புண்களை கழுவலாம். கிருமிநாசினி போல் செயல்படும் என்கிறார்கள்.

வேரின் குணம்

மரத்தின் வேரை ஒரு பாத்திரத்தில் ஊற வைத்து அந்த நீரை குடித்தால் சர்க்கரை வியாதிக்கு நல்லது. உடலுக்கு குளிர்ச்சியையும், ஆண்மையையும் தரும்.

நன்கு பழுத்த நாவற்பழத்தை, உப்பு அல்லது சர்க்கரையுடன் சேர்த்து சாப்பிட்டு வந்தால் வாய்ப்புண், வயிற்றுப்புண், குடற்புண் போன்றவை குணமாகும்.

• 5 •

நாவல்பழம் வியர்வையைப் பெருக்கும். சரும நோய் ஏற்படாமல் பாது-காக்கும். பித்தத்தைக் குறைக்கும், உடல் சூட்டைத் தணிக்கும். ஞாபக சக்தியை அதிகரிக்கும்.

நாவல் பழம் உண்பதால் கிடைக்கும் 8 ஆரோக்கிய நன்மைகள்

Contents

- ◦ 0.1 நாவல் பழத்தில் நிறைந்துள்ள சத்துக்கள்
- ◦ 0.2 நாவல் பழம் உண்பதால் கிடைக்கும் 8 ஆரோக்கிய நன்மைகள்
- ◦ 0.3 1. இரத்த சர்க்கரையின் அளவை குறைக்கும்
- ◦ 0.4 2. அதிக அளவு நார்ச்சத்து
- ◦ 0.5 3. இரத்த உற்பத்தியினை அதிகரிக்கும்
- ◦ 0.6 4. வைட்டமின் சி நிறைந்துள்ளது
- ◦ 0.7 5. எலும்புகளின் வலிமையினை அதிகரிக்கும்
- ◦ 0.8 6. இரத்த சோகை நோய் வராமல் காக்கும்

- 1 7. நோய் எதிர்ப்பு சக்தியினை அதிகரிக்கும்

- ◦ 1.1 8. புற்று நோயினை தடுக்க உதவும்

நாவல் பழமானது பல்வேறு ஆரோக்கியம் நிறைந்த பழம் ஆகும். இதில் ஏராளமான சத்துக்களும் மற்றும் ஆரோக்கிய நன்மைகளும் நிறைந்துள்ளது.பொதுவாக ஆடி மாதம் இந்த பழமானது கிடைக்கக்கூ-டிய ஒன்று ஆகும்.

நாவல் பழத்தில் நிறைந்துள்ள சத்துக்கள்

இந்த பழத்தில் ப்ரோடீன், கால்சியம், மெக்னீசியம், வைட்டமின் சி, வைட்டமின் பி, பிருக்ட்ரோஸ், க்ளுகோஸ், நார்ச்சத்து போன்ற சத்துக்-கள் நிறைந்துள்ளது. இப்பொழுது நாம் நாவல் பழம் உண்பதால் கிடைக்-

கும் நன்மைகளை பற்றி காண்போம்.

நாவல் பழம் உண்பதால் கிடைக்கும் 8 ஆரோக்கிய நன்மைகள்

1. இரத்த சர்க்கரையின் அளவை குறைக்கும்

நாவல் பழம் ஆன்டி-டையாபடிக் பண்புகள் நிறைந்த பழம். இதனை தினமும் உண்டு வரும்போது உங்கள் இரத்தத்தில் உள்ள சர்க்கரையின் அளவு கணிசமாக குறையும். மேலும் உங்களுக்கு சர்க்கரை நோய் வராமல் காக்கின்றது.

2. அதிக அளவு நார்ச்சத்து

நாவல் பழத்தில் அதிக அளவு நார்ச்சத்துக்கள் நிறைந்துள்ளது.இது உங்கள் உடலுக்கு பலவித நன்மைகள் அளிக்க கூடிய ஒன்று ஆகும்.

3. இரத்த உற்பத்தியினை அதிகரிக்கும்

நாவல் பழத்தில் அதிக அளவு வைட்டமின் சி மற்றும் இரும்பு சத்-துக்கள் நிறைந்துள்ளது. இது உங்கள் உடலில் இரத்த உற்பத்தியினை அதிகரிக்கும் மற்றும் உங்களுக்கு இரத்த சோகை நோய் வராமல் காக்க உதவுகின்றது.

4. வைட்டமின் சி நிறைந்துள்ளது

நாவல் பழத்தில் அதிக அளவு வைட்டமின் சி நிறைந்துள்ளது. வைட்டமின் சி உங்கள் சரும ஆரோக்கியத்திற்கு மற்றும் முடி ஆரோக்-கியத்திற்கு மிக மிக முக்கியமான ஒன்று ஆகும். மேலும் மூட்டுக்களில் உள்ள ஜவ்வு மற்றும் தசை நார்களின் ஆரோக்கியத்திற்கு வைட்டமின் சி மிக மிக முக்கியம்.

5. எலும்புகளின் வலிமையினை அதிகரிக்கும்

நாவல் பழத்தில் அதிக அளவு கால்சியம் மற்றும் மெக்னீசியம் சத்துக்கள் நிறைந்துள்ளது. உங்கள் உணவுகளில் உள்ள கால்சியம் சத்தினை உறிஞ்சுவதற்கு மெக்னீசியம் மிகவும் உதவியாக இருக்கும். எனவே எலும்புகளின் வலிமையினை அதிகரிக்க தினமும் நாவல் பழத்-தினை உண்டு வாருங்கள்.

6. இரத்த சோகை நோய் வராமல் காக்கும்

நாவல் பழத்தில் அதிக அளவு இரும்புசத்து நிறைந்துள்ளது. இதனை அடிக்கடி உண்டு வந்தால் உங்களுக்கு இரத்த சோகை நோய் ஏற்படா-மல் காக்க உதவும்.

7. நோய் எதிர்ப்பு சக்தியினை அதிகரிக்கும்

நாவல் பழத்தில் வைட்டமின் சி மற்றும் பலவித வைட்டமின் சத்துக்-கள் அதிகம் நிறைந்துள்ளது. இதனை தினமும் உட்கொண்டு வந்தால் உங்களின் நோய் எதிர்ப்பு மண்டலம் வலுவடையும். மேலும் உங்களுக்கு நோய் வராமல் காக்க உதவும்.

8. புற்று நோயினை தடுக்க உதவும்

நாவல் பழத்தில் அதிக அளவு ஆன்டிஆக்ஸிடண்ட்ஸ் மற்றும் வைட்டமின் சி உள்ளது. இது உங்களுக்கு புற்று நோய் வராமல் காக்க உதவுகின்றது.

தினமும் நாவல் பழம் உண்பவர்களுக்கு 30 சதவீதம் புற்று நாய் ஏற்படுவது குறைவு என பலவித ஆய்வுகள் தெரிவிக்கின்றன. இவளவு நன்மைகள் நாவல் பழத்தில் உள்ளதால் அதனை தினமும் உண்டு வாருங்கள்.

குறிப்பு: நாவல் பலத்தினை அதிக அளவில் உண்டு வந்தால் உங்-களுக்கு ஜலதோஷம் மற்றும் காய்ச்சல் ஏற்படும். எனவே இதனை தேவையான அளவு உட்கொண்டு வாருங்கள்.

நாவல் பழத்தின் விதையை பொடி செய்து அதனுடன் கடலை மாவு, காய வைத்து பொடி செய்த எலுமிச்சை தோல், ஆகியவற்றை கலந்து கொள்ளவும். அதன் பின் பாதாம் எண்ணெய், பன்னீர் சேர்த்து முகத்-தில் தடவவும். 15 நிமிடத்திற்கு பின் முகத்தை கழுவலாம். இவ்வாறு வாரத்திற்கு 2 முறை செய்து வந்தால் முகம் வெண்மை பெறும்.

நாவல்பழம் சாப்பிடுவதால் ஏற்படும்நன்மை மற்றும் தீமைகள் !

பழங்கள், மனிதனுக்கு ஆரோக்கியத்தை அள்ளித் தருபவை. நோய்-கள் ஏதும் அணுகாதவாறு உடலுக்கு நோய் எதிர்ப்பு சக்தியை வழங்கக் கூடியவை.பழங்கள் நாவுக்கு சுவையையும், மணத்தையும் கொடுத்து, உடலுக்கு வலுவையும் கொடுக்கிறது. இந்த வகையில் நாவல் மரம் அனைத்து வகையிலும் ஒரு சிறப்பான மரமாக போற்றப்படுகிறது. நாவல்பழத்தில் கால்சியம், பாஸ்பரஸ், இரும்புச்சத்து, விட்டமின் B போன்ற தாதுக்கள் நிறைந்துள்ளன. இதனால் நாவல் மரத்தின் பழம், இலை, மரப்பட்டை மற்றும் விதை என அனைத்துமே மருத்துவ குணங்-கள் வாய்ந்தவையாக உள்ளது.

பித்தத்தைத் தணிக்கும், மலச்சிக்கலைக்குணப்படுத்தும், இதயத்தை சீராக இயங்கச் செய்யும். இரத்த சோகைநோயைக் குணப்படுத்தும். சிறு-நீரகத்தில் ஏற்படும் வலியையும் நிவர்த்திசெய்யும். சிறுநீரகக் கற்கள்

கரையவும், மண்ணீரல் கோளாறுகளைச் சரிசெய்யவும் நாவற்பழம் உதவுகிறது.

கல்லீரல், மண்ணீரலில் ஏற்படும் நோய்களைக் குணப்படுத்தும். குறிப்பாகமஞ்சள்காமாலையைக் குணப்படுத்தும். நாவல் பழங்களை சாப்பிட்டு வந்தால், கல்லீரல் பிரச்சனைகள் நீங்குவதுடன், சிறுநீர்ப்பை பிரச்சனைகளில் இருந்தும்நிவாரணம் கிடைக்கும்

நாவல் பழத்தின் துவர்ப்புச் சுவை ஒரு சிறப்பு அம்சமாகும். நாவல் பழம் இரத்தத்தைச் சுத்தப்படுத்தும். இரத்தத்தில் இரும்புச்சத்தை அதிகரிக்கும். இதனால் இரத்தத்தின் கடினத் தன்மை மாறி இலகுவாகும். மேலும் இரத்தத்தில் கலந்துள்ள இரசாயன வேதிப் பொருட்களை நீக்கி சிறுநீர் மூலம் வெளியேற்றும்.

ஈறுகள் மற்றும் பற்களில் பிரச்சனை உள்ளவர்கள், நாவல் பழத்தினை உட்கொண்டால் நல்ல தீர்வு கிடைக்கும்.இது போன்று பல மருத்துவ குணங்களை உள்ளடக்கியுள்ளது இந்த பழம்

ஆனால் வெறும் வயிற்றில் நாவல் பழம் சாப்பிடுவதை தவிர்க்கவும். அறுவை சிகிச்சைக்கு போகும் நோயாளிகள் இந்த பழம் சாப்பிடுவதை தவிர்க்க வேண்டும்.பால் சாப்பிடுவதற்கு ஒரு மணி நேரத்திற்கு முன்பும் பின்பும் இந்த பழத்தை சாப்பிடுவதை தவிர்கவும்.

நாவல் பழம்

நாவல் மரத்தின் பழம், இலை, மரப்பட்டை மற்றும் விதை என அனைத்துமே மருத்துவ குணங்கள் கொண்டவை.

<u>நாவல் பழத்தில் நிறைந்துள்ள சத்துக்கள்</u>

- <u>நாவல் பழம் உண்பதால் கிடைக்கும் 8 ஆரோக்கிய நன்மைகள்</u>
- <u>இரத்த சர்க்கரையின் அளவை குறைக்கும்</u>
- <u>அதிக அளவு நார்ச்சத்து</u>
- <u>இரத்த உற்பத்தியினை அதிகரிக்கும்</u>
- <u>வைட்டமின் சி நிறைந்துள்ளது</u>
- <u>எலும்புகளின் வலிமையினை அதிகரிக்கும்</u>
- <u>இரத்த சோகை நோய் வராமல் காக்கும்</u>
- <u>1புற்று நோயினை தடுக்க உதவும்</u>

நாவல் பழத்தில் நிறைந்துள்ள சத்துக்கள்

இந்தபழத்தில் ப்ரோடீன், கால்சியம், மெக்னீசியம், வைட்டமின் சி, வைட்டமின் பி, பிருக்ட்ரோஸ், க்ளுகோஸ், நார்ச்சத்து போன்ற சத்துக்கள் நிறைந்துள்ளது.

குறிப்பு: நாவல் பலத்தினை அதிக அளவில் உண்டு வந்தால் உங்களுக்கு ஜலதோஷம் மற்றும்காய்ச்சல் ஏற்படும். எனவே இதனை தேவையான அளவு உட்கொண்டு வாருங்கள்.

கல்லீரல், மண்ணீரலில் ஏற்படும் நோய்களைக் குணப்படுத்தும். குறிப்பாகமஞ்சள்காமாலையைக் குணப்படுத்தும். நாவல் பழங்களை சாப்பிட்டு வந்தால், கல்லீரல் பிரச்சனைகள் நீங்குவதுடன், சிறுநீர்ப்பை பிரச்சனைகளில் இருந்தும்நிவாரணம் கிடைக்கும்

நான்

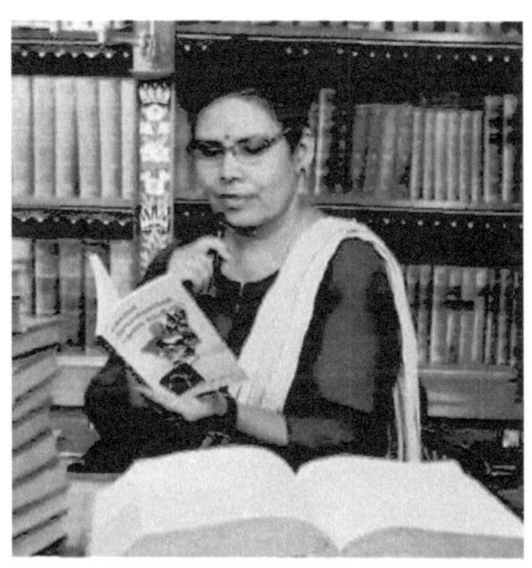

வாசகர்ளால் நான்
வாசகர்களுக்காக நான்

முற்போக்கு எழுத்தாளர் வி.எஸ்.ரோமா – கோயம்புத்தூர்
+91 82480 94200
20 புத்தகங்கள் எழுதியுள்ளேன்
விருதுகள் பல பெற்றுள்ளேன்.
கதை , கவிதை, கட்டுரை, நாவல் பொன்மொழி, நாடகம்
எழுதுவேன்.

என்
எழுத்து
என் மூச்சுள்ள வரை
என் வாசிப்பே
என் சுவாசிப்பு
என்றும்

எழுதிக் கொண்டிருக்க வே
என் ஆசை

நான் திருமணமே செய்து கொள்ளாத பெண்மணி என்பதில்
எனக்கு மகிழ்வே.

என் எழுத்துக்கு முழு ஒத்துழைப்பு கொடுப்பவர்கள் என்
பெற்றோர்களே.

தந்தை
கா சுப்ரமணியன் _ தாசில்தார் - ஓய்வு

தாய்.
சு. கிருஷ்ணவேணி

என் பெற்றோர்களே
என்
எழுத்துக்கும்
எனக்கும் முழு ஒத்துழைப்பு தருகின்றவர்கள் என்பதில்
எனக்கு மகிழ்ச்சியே.

நான் ரோமா ரேடியோ
என்ற பெயரில் எஃப் எம் ஆரம்பித்துள்ளேன்.

என்
எழுத்து
என் ரோமா வானொலி மூலம்
எங்கும் ஒலிக்க
எட்டு திக்கும் ஒலிக்க
என் ஆவல்.

பெண்களை
பெரிதாக நினைத்துப்

பெரும் மகிழ்ச்சியடைந்து
பெருமைப் படுத்த வேண்டும்.

முற்போக்கு எழுத்தாளர்
வி.எஸ். ரோமா
Roma Radio
கோயம்புத்தூர்
+91 82480 94200